Lalnunpuii Pautu
Amrita Puri
Anshul Singla

Fonética e cirurgia ortognática

Lalnunpuii Pautu
Amrita Puri
Anshul Singla

Fonética e cirurgia ortognática

Uma revisão sistemática

ScienciaScripts

Cover image: www.ingimage.com

This book is a translation from the original published under ISBN 978-620-8-06410-5.

Publisher:
Sciencia Scripts
is a trademark of
Dodo Books Indian Ocean Ltd. and OmniScriptum S.R.L publishing group

120 High Road, East Finchley, London, N2 9ED, United Kingdom
Str. Armeneasca 28/1, office 1, Chisinau MD-2012, Republic of Moldova, Europe
Printed at: see last page
ISBN: 978-620-8-14412-8

RECONHECIMENTO

Gostaria de expressar a minha profunda gratidão e apreço a todos aqueles que contribuíram para a realização desta dissertação.

Antes de mais, gostaria de expressar a minha gratidão ao diretor, **Dr. Sachit Anand Arora,** *pela sua diligência e empenho na supervisão da instituição, Estou profundamente grato à minha orientadora,* **a Dra. Amrita Puri**, *Professora, pela sua inestimável orientação, conhecimentos, encorajamento e apoio inabalável ao longo desta jornada.*

Sem o meu co-orientador, **o Dr. Anshul Singla**, *Professor e Diretor do Departamento de Ortodontia e Ortopedia Facial, também não poderia ter embarcado nesta viagem. Gostaria também de agradecer ao* **Dr. Rajeshwar Singh**, *Leitor, à* **Dra. Shruti Sharma**, *Professora Sénior, e ao* **Dr. Mathew Koshy Vaidyan**, *Professor Sénior, pela sua experiência e orientação ao longo desta viagem. Além disso, não teria podido concluir a minha dissertação sem a amável ajuda dos meus amigos e superiores,* **a Dra. Aayushi Sureka**, *a* **Dra. Cindy Lhinghoichong Haokip, a Dra. Laldingngheti Ralte**, *a* **Dra. Tanu Sharma** *e* **o Dr. Tanzim Ahmed.**

Além disso, gostaria de agradecer aos meus colegas de pós-graduação e amigos, **a Dra. Astha Verma, a Dra. Deepika Singh**, **o Dr. Ghodake Parag Devidas** *e* **a Dra. Haniksha Talreja**, *pela sua ajuda e por estarem sempre presentes para mim.*

Não há palavras suficientes para expressar o quanto estou grato à minha mãe, **Sra. Babie Lalhlimpuii Hmar**, *e à minha irmã,* **Laldinsangi Pautu**, *pelo seu amor, conselhos e apoio constantes. Gostaria também de agradecer ao meu amigo* **K.C. Hmingthanmawia**, *que me encorajou, aconselhou e apoiou moralmente durante este esforço académico.*

Por último, mas não menos importante, gostaria de agradecer ao Senhor pelas suas inúmeras bênçãos e por me ter dado a força para estar onde estou hoje.

ÍNDICE

LISTA DE ABREVIATURAS

Sr. no	Abbreviations	Description
1	VPD	Velopharyngeal dysfunction
2	VPI	Velopharyngeal Insufficiency
3	CLP	Cleft lip and palate
4	AMD	Anterior maxillary distraction
5	AMSDO	Anterior maxillary segmental distraction osteogenesis
6	CO	Conventional osteotomy
7	SLP	Speech language pathologists
8	DO	Distraction osteogenesis
9	BSSO	Bilateral Sagittal split osteotomy

INTRODUÇÃO

A fonética é o estudo dos sons da fala humana, incluindo a sua produção e perceção. Para a produção da fala, o fluxo de ar contra as estruturas articuladoras, como a língua, as bochechas, os dentes e os alvéolos, tem de estar intrinsecamente coordenado. Acredita-se que as relações oclusais e maxilares podem ter um impacto na articulação porque quase 90% das consoantes inglesas são articuladas na cavidade oral anterior. Como resultado, quando a cavidade oral é malformada, pode surgir uma fala patológica, levando a anormalidades inevitáveis e possivelmente compensatórias. [1]

A cirurgia ortognática, por outro lado, é um procedimento cirúrgico destinado a corrigir irregularidades esqueléticas e dentárias da mandíbula e da face e, após a conclusão do crescimento esquelético, está indicada em cerca de 25% dos pacientes com fenda labial e palatina. É o método mais popular para o tratamento da hipoplasia ou retrognatismo médio-facial.

Embora a normalização das proporções faciais e a correção da má oclusão sejam os principais objectivos do procedimento cirúrgico, as alterações pós-operatórias da fala são uma ocorrência frequente[2].

Os pacientes com desarmonia dento-facial (DFD) têm más oclusões graves, função anormal dos maxilares e problemas psicossociais. 90 por cento dos pacientes com Classe III e 80 por cento dos pacientes com cirurgia de mordida aberta com DFD apresentam distorções na fala. As consoantes labiodentais e linguo-alveolares são frequentemente difíceis de produzir em pacientes com má oclusão de Classe III. Além disso, a disfunção ou insuficiência velofaríngea ocorre frequentemente em conjunto com a má oclusão de Classe III. O termo "disfunção velofaríngea" (DVF) refere-se a um grupo de condições que provocam a fuga de ar para as passagens nasais durante a fala e a articulação. Por conseguinte, as amostras de fala podem apresentar emissões nasais, hipernasalidade e má compreensão. [1]

A má oclusão mais comumente observada em pacientes com fissura labiopalatina é a Classe III de Angle. Apesar das inúmeras vantagens que a cirurgia ortognática oferece para a estética e funções orofaciais, a manipulação da estrutura velofaríngea pode causar impedimento da fala em pacientes com fissura labiopalatina. O mecanismo velofaríngeo que separa a cavidade oral da cavidade nasal durante a fala pode ser afetado negativamente pela cirurgia ortognática, que faz com que a maxila avance como borda posterior do palato duro e o palato mole ligado a ela avance anteriormente. Isso aumenta o diâmetro ântero-posterior e lateral do orifício velofaríngeo, causando insuficiência velofaríngea (IVF), que, por sua vez, provoca o aparecimento ou agravamento da hipernasalidade e de outros sintomas da fala. [3]

Assim, o objetivo desta investigação é analisar a alteração na produção da fala em pacientes submetidos a cirurgia ortognática para correção da hipoplasia ou retrognatismo médio-facial, para que, se necessário, se possa fazer terapia da fala após a cirurgia ortognática.

REVISÃO DA LITERATURA

1) **Richardson S, Seelan NS, Selvaraj D, Khandeparker RV, Gnanamony S (2016)[4]** realizaram um estudo para avaliar os resultados da fala após a distração maxilar anterior (AMD) em pacientes com hipoplasia maxilar relacionada com fissura. Independentemente do género, tipo de fenda labial e palatina, ou grau de avanço necessário, o estudo incluiu 58 pacientes com idade igual ou superior a 10 anos com hipoplasia maxilar relacionada com fenda. Oito pacientes foram perdidos no acompanhamento, portanto as observações foram feitas nos cinquenta pacientes restantes. A faixa etária da população estudada foi de 10 a 52 anos (média de 20,2 anos), sendo 21 do sexo masculino e 29 do sexo feminino. Doze pacientes apresentavam fissura incompleta do palato mole e duro que se estendia até o forame incisivo, enquanto quatro pacientes apresentavam fissura apenas do palato mole. Vinte e seis doentes apresentavam fenda completa unilateral do lábio/palato com fenda do alvéolo, oito doentes apresentavam fenda bilateral do lábio/palato com fenda do alvéolo. Em todos os casos, foi obtido um avanço significativo de 6 a 13 mm (média de 10,21 mm). Um único cirurgião bucomaxilofacial realizou a AMD em todos os pacientes usando um distrator palatino suportado por dente. Dois patologistas da fala (SLPs) avaliaram a perceção da fala usando o sistema de pontuação de Perkins et al (2005). Esse sistema inclui a avaliação da insuficiência velofaríngea (IVF), ressonância, emissão de ar nasal, erros de articulação e inteligibilidade, tanto no pré-operatório, antes da colocação do dispositivo distrator, quanto seis meses após a cirurgia. Os dados coletados foram tabulados e o teste de Wilcoxon foi utilizado para análise estatística. Um valor de p igual ou inferior a 0,05 foi considerado significativo. No acompanhamento de 6 meses, observaram melhora nos parâmetros de IPV, ressonância, emissão de ar nasal, articulação e inteligibilidade de 62% (n=31), 64% (n=32), 50% (n=25), 68% (n=34) e 70%

(n=35), respetivamente, com piora em todos os parâmetros detectada em um paciente (2%). Observaram que os resultados para cada parâmetro investigado foram estatisticamente muito significativos (p 0,001). O estudo concluiu que a AMD oferece uma melhoria significativa na fala para todos os cinco parâmetros de avaliação percetual da fala.

2) **Lin X, Zhou N, Huang X, Song S, Li H. (2018)** [5] realizaram um estudo para abordar os resultados do tratamento da hipoplasia maxilar em indivíduos com fenda palatina reparada utilizando a osteogénese de distração segmentar maxilar anterior (AMSDO) com distractores internos. Neste estudo, foram incluídos 42 pacientes com hipoplasia maxilar relacionada com fenda palatina que foram admitidos no Guangxi Medical University Affiliated Hospital of College of Stomatology entre julho de 2005 e setembro de 2014. A faixa etária dos 42 pacientes foi de 14,2 a 30,5 anos, com 21 casos do sexo masculino e 21 do sexo feminino. Vinte dos casos tinham uma fenda unilateral completa, enquanto os outros vinte tinham uma fenda bilateral completa. Entre um e três anos de idade, todos os pacientes foram submetidos à palatoplastia e à queiloplastia. Com base na análise cefalométrica, os pacientes foram classificados como tendo hipoplasia maxilar e má oclusão classe III esquelética. Eles também mostraram uma deformidade substancial de retrusão na face média e um overjet negativo de >6,0 mm. Antes da cirurgia, cada paciente recebeu terapia ortodôntica pré-operatória para descompensação, análise da cirurgia de modelo e objetivos visuais de tratamento. Além disso, cada paciente foi submetido ao tratamento AMSDO. Todos os casos realizaram o AMSDO com sucesso. A qualidade da fala de todos os pacientes foi avaliada antes e depois do tratamento, bem como o estudo cefalométrico lateral. Os períodos de acompanhamento são de um ano e três meses após o AMSDO, respetivamente. Foi utilizado o Pro Plan CMF3.0 para analisar todas as alterações estruturais. Três fonoaudiólogos especializados avaliaram a função velofaríngea e a

qualidade da fala. A avaliação perceptiva foi o método de avaliação. O mandarim chinês padrão e a sua pronúncia fonética foram as línguas postas à prova. Após a AMSDO, foi demonstrado pela avaliação da qualidade da fala que a ressonância nasal, a articulação da fala, a emissão nasal, a inteligibilidade e a função velofaríngea não se deterioraram. O estudo concluiu que, após o AMSDO, a função velofaríngea e a qualidade da fala não registaram alterações significativas.

3) **Impieri D et al (2018)**[2] realizaram um estudo retrospetivo para avaliar o efeito da cirurgia ortognática na função velofaríngea usando análise de fala e radiografias cefalométricas laterais. Entre 2006 e 2016, sessenta e um indivíduos receberam cirurgia ortognática (Le Fort I ₱ recuo mandibular). Desses, dois pacientes foram excluídos devido à cicatrização insuficiente e à necessidade de reoperação, e doze pacientes foram excluídos devido a dados de fala pré e/ou pós-operatórios incompletos. Assim, restaram 47 pacientes (19 homens e 28 mulheres). Cinco pacientes (10,6%) apresentavam fissura labiopalatina isolada, enquanto vinte e quatro (51,1%) apresentavam fissura labiopalatina unilateral e dezoito (383,3%) apresentavam fissura labiopalatina bilateral. No momento da cirurgia ortognática, a média de idade dos pacientes foi de 20,7 anos (17,1-39,7 anos). Durante a cirurgia de Le Fort I, foi realizado um procedimento de recuo mandibular em 17 pacientes (36,2%) (grupo bimaxilar). Antes da cirurgia ortognática, dezoito pacientes (38,3%) haviam sido submetidos a uma faringoplastia (faringoplastia do esfíncter em um paciente e retalho faríngeo superior em outros 17). Após cirurgia ortognática, cinco pacientes (10,6%) foram submetidos a retalho faríngeo superior. Três terapeutas da fala certificados avaliaram às cegas as gravações áudio pré e pós-operatórias de 1 ano. Foram utilizadas palavras isoladas com vogais altas para medir a ressonância hipernasal. As sílabas simples com consoantes nasais foram utilizadas para medir a ressonância hiponasal. As consoantes de pressão e as

fricativas, dois sons da fala extremamente sensíveis, foram o foco principal da avaliação. A lista de palavras incluiu palavras com consoantes que têm um som falado claramente articulado, independentemente do contexto fonético. As leituras de palavras isoladas e as repetições de frases foram registadas para análise. A mobilidade esquelética e sua relação com a região velofaríngea foram estudadas antes e um ano após a cirurgia, através de radiografias cefalométricas em norma lateral. Foram estimadas correlações entre os resultados da fala e as radiografias cefalométricas. O estudo constatou que a Hiponasalidade melhorou significativamente após a cirurgia ($p<0,05$), enquanto que a hipernasalidade piorou significativamente apenas nos pacientes submetidos ao avanço maxilar isolado ($p<0,05$). O estudo chegou à conclusão de que o avanço maxilar tem um impacto negativo na função velofaríngea, enquanto a cirurgia bimaxilar parece proteger contra a deterioração.

4) **Chung J, Lim J, Park H, Yoo A, Kim S, Koo Y (2019)[6]** realizaram um estudo para avaliar os fatores que afetam o resultado da fala após osteotomia convencional Le fort I (CO) ou osteogénese de distração Le Fort I (DO) em pacientes com fenda labial e palatina. Entre 2010 e 2015, foram examinados os registos de pacientes com fenda labial e palatina submetidos a cirurgia ortognática. A maioria dos procedimentos ortognáticos envolveu osteotomia sagital bilateral do ramo dividido (O avanço maxilar foi sempre conseguido através da Osteogénese de Distração Le Fort I (DO) ou da Osteotomia Convencional Le Fort I (CO). Indivíduos com BSSRO isolada não foram incluídos. Indivíduos com doenças ou distúrbios sistémicos não foram incluídos. A cirurgia ortognática foi realizada em 62 pacientes diagnosticados com fenda labial e palatina não sindrómica entre 2010 e 2015. Dezasseis destes indivíduos foram eliminados porque as suas avaliações de fala pré ou pós-operatórias eram insuficientes. Dois indivíduos que foram submetidos à BSSRO isolada não foram incluídos. No final, este estudo envolveu 44 pacientes, dos quais 33

pacientes foram submetidos a CO e 11 pacientes foram submetidos a DO e a avaliação da fala foi feita após 1 ano da cirurgia ortognática. Cada paciente foi avaliado por um único fonoaudiólogo com experiência no tratamento de pacientes com fissura. A Escala de Fala Ponderada de Pittsburgh, que avalia cinco aspectos da fala - emissão nasal, careta facial, nasalidade, fonação e articulação - foi utilizada para avaliar e pontuar os resultados da fala pré e pós-operatória. Uma pontuação cumulativa foi calculada pela soma dos pontos atribuídos, que avaliaram a fala percetual relacionada à insuficiência velofaríngea. A avaliação da fala foi avaliada globalmente da seguinte forma: 0, competente; 1 a 2: competente a limítrofe competente; 3 a 6: limítrofe a limítrofe incompetente; e 7: incompetente. A deterioração da fala e a preservação da fala foram as duas categorias utilizadas para agrupar os resultados da fala no pós-operatório. Quando se comparam as pontuações totais da fala no pré e no pós-operatório, define-se "deterioração da fala" como ocorrendo quando a pontuação total no pós-operatório aumenta e, caso contrário, define-se "preservação da fala". Verificou-se que a fala dos pacientes tendia a deteriorar-se à medida que o avanço maxilar aumentava. Além disso, descobriu-se que existem alguns níveis de avanço maxilar estáveis para a segurança da fala que não afectam a fala.

5) **Schultz KP et al (2019)** [7] realizaram uma revisão prospetiva dos resultados da fala de todas as crianças com fissura que se apresentaram ao Texas Children's Hospital e que foram submetidas ao avanço LeFort I para o tratamento da hipoplasia maxilar entre 2013 e 2016. Neste estudo de caso, os dados de fala foram obtidos prospectivamente em um grande hospital infantil acadêmico. O conselho de revisão institucional do Texas Children's Hospital autorizou todos os procedimentos de pesquisa. Foram realizadas avaliações da fala em cada indivíduo antes e depois da cirurgia. Os indivíduos com um diagnóstico

sindrómico, submetidos a osteotomia LeFort I com o único objetivo de manipulação vertical do segmento maxilar sem avanço anterior, ou submetidos a osteotomia LeFort I antes da osteogénese de distração não foram incluídos no estudo. Um de dois fonoaudiólogos certificados realizou exames de fala pré-operatórios e pós-operatórios. Ao demonstrar 50% de concordância na escala de hipernasalidade com todas as discordâncias ocorrendo em uma única categoria, 100% de concordância na presença ou ausência de hipernasalidade e 90% de concordância na emissão nasal audível, esses fonoaudiólogos demonstraram confiabilidade interavaliadores para essa faixa etária. O protocolo Cleft-Audit Protocol for Speech-Augmented-Americleft Modification foi utilizado para medir a hipernasalidade e a emissão nasal audível. O Teste de Articulação Goldman-Fristoe 219 ou o Teste de Articulação Goldman-Fristoe 320, bem como a repetição casual de frases, foram utilizados para avaliar as anormalidades articulatórias. Perceptualmente, a função do VP foi avaliada como competente, marginalmente incompetente ou incompetente em geral. Após o avanço de LeFort I, 67% dos pacientes do estudo ainda apresentavam a mesma função velofaríngea. No pré-operatório, 83% desses pacientes apresentavam sinais de IPV, enquanto 17% tinham fala normal. Após a cirurgia, 22% dos pacientes apresentaram diminuição da função do VP, enquanto 6% apresentaram evidência de melhora. O estudo concluiu que, apesar de a maioria dos doentes com avanço de LeFort I continuar a ter uma função normal da VP, a IPV deve ser cuidadosamente monitorizada após a cirurgia. As operações secundárias para retificar a fala devem ser fortemente exploradas se forem encontradas.

6) **Hagberg E et al (2019)**[8] realizaram um estudo para avaliar o impacto do avanço maxilar (osteotomia Le Fort I) na proficiência consonantal em pacientes com fissura labiopalatina (FLP) e explora a forma como estes pacientes e leigos percepcionam a sua fala 1 ano após a osteotomia Le Fort I. A articulação e a

precisão da fala foram avaliadas utilizando gravações de áudio padronizadas de 21 jovens adultos consecutivos que tinham sido submetidos a avanço maxilar com osteotomia Le Fort I e que tinham nascido com uma FLP. A maioria dos pacientes deste estudo fez parte de um estudo anterior de VPF e fala realizado por Smedberg et al. (2014). Um paciente foi excluído porque a gravação de áudio era de baixa qualidade, e cinco pacientes foram removidos porque tinham anormalidades adicionais. Como resultado, 10 homens e 5 mulheres, totalizando 15 adultos jovens, foram incluídos no estudo. Oito indivíduos apresentavam FLP bilateral ao nascimento, contra sete que apresentavam FLP unilateral. Entre os 4 e os 8 meses de idade, todos os pacientes foram submetidos a cirurgia primária do lábio, e entre os 10 e os 15 meses, todos, exceto um, foram submetidos a uma reparação primária do palato numa só fase. Trinta gravações de áudio do Swedish Articulation and Nasality Test (SVANTE) constituíram as amostras de fala (Lohmander et al., 2017). De 10 a 28 meses (Md: catorze meses) antes de Le Fort I, e de 10 a 21 meses (Md: treze meses) após Le Fort I, foram feitas 15 gravações de áudio. Entre 2006 e 2013, as gravações áudio foram adquiridas como parte do protocolo clínico da Equipa Craniofacial de Estocolmo. Todas as gravações foram efectuadas de forma uniforme, utilizando um gravador de áudio digital ou um microfone e a estação de trabalho Soundswell Signal Workstation. A proficiência consonantal foi avaliada por dois patologistas da fala qualificados e a exatidão da fala foi avaliada por ouvintes leigos, utilizando gravações áudio padronizadas pré e pós-operatórias. Os registos médicos foram utilizados para recolher informações sobre a satisfação pós-operatória dos doentes com a fala. O estudo concluiu que 11 dos 15 doentes apresentaram melhorias na articulação um ano após a cirurgia, particularmente no som /s/, sem terapia da fala. A percentagem média de consoantes orais ditas corretamente melhorou significativamente após o tratamento (de 82% para 95%; P >.01). As experiências positivas dos pacientes com a fala apoiaram esta avaliação. No entanto, as opiniões dos ouvintes comuns sobre a exatidão variaram. A mudança na articulação não foi correlacionada com a quantidade de avanço maxilar ou a mudança na oclusão.

7) **Ghaemi H et al (2020)** [9] realizaram um estudo para detetar as alterações na nasalância, erros de articulação e inteligibilidade da fala após cirurgia ortognática bimaxilar em pacientes de classe III esquelética. Foram incluídos no estudo 20 pacientes (11 do sexo feminino e 9 do sexo masculino) que foram submetidos a avanço maxilar com osteotomia LeFort I e cirurgia de recuo mandibular com osteotomia sagital split bilateral (BSSO). Os indivíduos com história de anomalias craniofaciais, doenças velofaríngeas, disfonia, problemas auditivos ou de perceção não foram incluídos no estudo. Para eliminar potenciais variáveis de confusão, foram excluídos da pesquisa os indivíduos com planejamento para genioplastia, relocação maxilar inferior e cirurgia de impactação. Além disso, foram eliminados os indivíduos que necessitavam de rotação do plano oclusal no sentido horário ou anti-horário e aqueles que apresentavam mordidas abertas esqueléticas. O escore de nasalância, a inteligibilidade de fala e os erros articulatórios foram avaliados no pré-operatório de uma semana (T0) e no pós-operatório de 1 e 6 meses (T1, T2) por uma fonoaudióloga. O teste de nomeação de imagens fonéticas foi utilizado para obter amostras de fala para a avaliação da articulação. Os participantes deste teste devem nomear objectos e eventos típicos representados em ilustrações a preto e branco. É extraída uma amostra de voz que inclui todas as vogais e consoantes persas no início, no meio e na última posição das palavras. Para analisar a articulação, foram comparadas as produções do alvo e das consoantes e vogais, e foram identificados erros ao nível dos segmentos. A fonoaudióloga criou uma transcrição fonética limitada consensual, utilizando os símbolos e os sinais diacríticos do Alfabeto Fonético Internacional, que serviu de base a todas as análises. Trinta segundos de discurso espontâneo em resposta a perguntas abertas sobre os interesses e as actividades diárias dos participantes constituíram

a amostra de discurso utilizada para avaliar a inteligibilidade do discurso. O estudo concluiu que os erros de articulação pré-operatórios das consoantes /r/, /z/, /s/ e /sh/ foram corrigidos após a cirurgia. A percentagem de inteligibilidade da fala aumentou significativamente ao longo do tempo.

8) **Palone M et al (2022)** [10] realizaram um estudo de coorte prospetivo para determinar os efeitos da cirurgia ortognática na função oral e na qualidade vocal, a fim de avaliar a necessidade de terapia da fala após a cirurgia. O estudo incluiu 37 pacientes que foram agendados para cirurgia mono maxilar, especificamente avanço maxilar (15 pacientes), avanço mandibular (10 pacientes) e recuo mandibular (12 pacientes). Antes da cirurgia (T0), 1 (T1) e 6 meses (T2) após a cirurgia, foram recolhidas avaliações da função oral, gravações de vídeo da articulação da fala e gravações áudio da voz, através de um computador portátil Samsung (modelo 300E5A-S0B), software especializado (Wavesurfer versão 8.5.8) e um microfone externo Trust (mod.11917). A distância de gravação variou de 3 a 10 cm, mas a angulação do microfone foi mantida a 45°. Foi utilizada uma câmara Canon Powershot A3200IS para gravar os vídeos, que foram depois guardados no mesmo computador portátil como ficheiros AVI e examinados com o Windows Media Player. A recolha de dados incluiu os seguintes elementos: as cinco vogais; a vogal /a/ vocalizada durante pelo menos quatro segundos sem alterações de altura ou de intensidade; uma sequência de palavras de duas e três sílabas contendo todos os fonemas; o Nexus VCV contendo todos os fonemas; a frase "Os canteiros são bonitos"; e uma descrição improvisada de uma imagem. Foi efectuada uma análise espectrográfica e um questionário de autoavaliação do desempenho vocal (VAPP). A análise estatística, tanto quantitativa como qualitativa, foi efectuada, recorrendo maioritariamente a modelos lineares generalizados para dados dicotómicos ($p<0,05$). O estudo concluiu que a vocalidade melhora com a cirurgia

ortognática, embora varie de acordo com o procedimento. No entanto, a vocalidade não voltou totalmente ao normal. Após a cirurgia, uma avaliação fonoaudiológica deve ser levada em consideração para que, se necessário, seja realizada terapia fonoaudiológica.

9) **Tsang JM et al (2022)**[11] realizaram um estudo para investigar o impacto da osteotomia maxilar na produção das fricativas /f/ e /s/, usando análises perceptuais e acústicas, e para explorar a natureza das mudanças na fala. Havia duas categorias de participantes. Dentro de um único serviço regional de fissura no Reino Unido, o Grupo 1 (N = 20) incluiu uma sequência de indivíduos com FLP e uma má oclusão de classe III submetidos a MO por um único cirurgião maxilofacial. O estudo inicial contou com vinte participantes. Para 17 dos 20 indivíduos, havia dados acústicos disponíveis. Entre as idades de 18;1 e 30;1 anos, havia 14 homens e 3 mulheres (média = 20;4, DP = 2;10). O grupo normal foi representado pelo Grupo 2 (N = 20). Os participantes do Grupo 2 foram recrutados através de colegas de departamento e funcionários do hospital. Entre as idades de 19;8 e 26;0 anos (média = 23;3, DP = 2;11), havia 10 raparigas e 10 homens. Não foram registadas más oclusões ou anomalias dentárias entre os participantes. Nenhum dos indivíduos de ambos os grupos referiu qualquer deficiência de aprendizagem ou auditiva que pudesse afetar o seu desempenho no teste. Todos os participantes eram falantes nativos de inglês britânico. Para os participantes do grupo FLP, foram coletadas amostras de fala em três intervalos de avaliação: três meses (T1), seis meses (T2) e doze meses (T3) após a cirurgia. Os participantes do grupo normal foram observados num determinado momento. Foi escolhido um período de 12 meses de pós-operatório, uma vez que este é o ponto em que as anomalias da fala são permanentes e a maxila é considerada estável. O Cleft-Audit procedure for Speech-Augmented (CAPS-A) foi um procedimento de fala padronizado usado no estudo inicial [21] para reunir todos

os dados de fala. Um estudo apenas de áudio (AUDRat) para /s/ e /f/, bem como um estudo de áudio-vídeo (VIDRat) para /s/, foram realizados como estudos de classificação. Dois especialistas em patologia da fala com formação CAPS-A, com mais de 10 e 20 anos de experiência, respetivamente, avaliaram os doentes de forma independente. Verificou-se que o /f/ e o /s/ são positivamente afectados pela cirurgia e, três meses após o procedimento, parecem estabilizar. Devido à reorganização articulatória causada pela MO, a fala altera-se automaticamente como resultado direto dessas alterações corporais. Os resultados do estudo afectam diretamente o percurso clínico dos indivíduos com FLP submetidos a MO.

10) **Yaprak GK, KAPUKAYA R, Gencel E (2023)** [12] realizaram um estudo retrospetivo e transversal para avaliar o efeito da cirurgia ortognática bimaxilar na acústica sonora. O estudo incluiu 26 pacientes, sendo 13 do sexo masculino e 13 do sexo feminino, submetidos à cirurgia bimaxilar após tratamento ortodôntico e que procuraram a clínica de cirurgia plástica. Não foram incluídos no estudo pacientes com fissura labiopalatina congénita, problemas de oclusão associados ou anomalias dentofaciais resultantes de qualquer patologia. O estudo incluiu apenas pacientes com problemas de oclusão de desenvolvimento. O estudo excluiu um total de 4 pacientes que sofreram exposição de placa após terem sido submetidos a uma cirurgia secundária devido a uma recidiva. No total, havia 26 pacientes quando o estudo foi concluído. O estudo incluiu apenas indivíduos que foram submetidos a cirurgia bimaxilar (BSSRO e osteotomia Lefort 1). Antes e após o procedimento, as vozes dos pacientes foram gravadas. As gravações pré-operatórias foram realizadas sempre que os pacientes não apresentavam nenhum outro problema de saúde. Seis meses após a cirurgia, quando não havia novos problemas de saúde, foram obtidos os registos pós-operatórios. As gravações de voz foram efectuadas numa unidade de audiologia

com isolamento acústico do ambiente envolvente. O paciente foi posicionado com 10 cm de distância entre o microfone e a boca do paciente para a gravação. Um computador de secretária (Intel Pentium 4, 3,2 GHz, 512 MB de RAM) foi ligado a um microfone de condensador de alta qualidade (RODE NT2-A) para todas as gravações efectuadas nesta configuração. Foi pedido aos pacientes que pronunciassem as vogais do alfabeto turco, a, e, i, ı, o, ö, u e ü. Quando os participantes estavam prontos, foram feitas gravações, pedindo-lhes que começassem a emitir cada som durante pelo menos 10 segundos a uma intensidade de 70-80 dB. Após a gravação de cada vogal, houve um intervalo mínimo de 30 segundos para descanso. A análise das gravações foi efectuada com recurso ao programa de análise acústica Praat. Os rácios de frequência fundamental, shimmer, jitter e harmony noise foram avaliados antes e depois da cirurgia para cada letra. As medidas pré e pós-operatórias foram comparadas. Verificou-se que os valores da frequência fundamental, jitter, shimmer e harmony noise tinham diminuído. Isto pode significar que a qualidade do som melhorou. Para cada letra, foi encontrada uma alteração estatisticamente significativa em pelo menos dois parâmetros. Chegaram à conclusão de que a cirurgia ortognática do queixo duplo, que é realizada como resultado da deformidade dentofacial, melhora a qualidade da voz e a pronúncia das vogais.

11) **Helal MS, Eldibany R, Boshnaq MH, Gaber RM, El-kassaby M, Shaaban AM (2024)** [13] realizaram um ensaio clínico prospetivo para avaliar o impacto do Le Fort I segmentar (SLF-1) nas caraterísticas de fala de pacientes adultos com FL/P. Os pacientes com uma história de FL/P, uma deformidade esquelética maxilar que precisava de ser corrigida, e anomalias alveolares crónicas foram escolhidos de um grupo de pacientes com idades entre os 15 e os 25 anos. Após a exclusão das desistências, restaram nove pacientes no estudo, depois que doze pacientes com FL/P preencheram os requisitos de elegibilidade. Foram realizadas avaliações fonoaudiológicas em cada paciente, antes e seis

meses após a cirurgia. O avanço médio da maxila foi de 4,1 mm. O paciente foi avaliado por um patologista da fala e da linguagem, especializado em foniatria, para determinar a função velofaríngea (VP) do paciente. Esta avaliação foi efectuada de acordo com o protocolo de avaliação utilizado pelo Departamento de Otorrinolaringologia, Unidade de Foniatria, Faculdade de Medicina e hospitais afiliados à Universidade Ain Shams, tanto seis meses após a cirurgia como antes. A fala e a voz do doente foram avaliadas através do Auditory Percetual Assessment (APA). A gravação áudio de alto campo é utilizada para documentar a APA, e a videofibroscopia nasofaríngea e a videofluoroscopia são utilizadas para melhorar a avaliação visual. A nasometria foi utilizada para quantificar os dados adquiridos pela APA. A nasalância da fala foi demonstrada indiretamente através de um Nasometer II (KayPENTAX, Montvale, NJ), que é definido como a "relação da energia acústica nasal/total (nasal mais oral) convertida num valor percentual". Com base apenas nos resultados da nasometria, os achados pós-operatórios de todos os parâmetros permaneceram estáveis, com exceção de três indivíduos que apresentaram alterações hipernasais. Este estudo demonstra que a função da VP não é afetada pela progressão através do FLS-1 e sugere que pode haver fatores compensatórios presentes.

12) **Lal C et al (2024)** [14] realizaram um estudo prospetivo para avaliar o efeito da cirurgia combinada de avanço maxilar e recuo mandibular na proficiência da articulação e na inteligibilidade da fala em pacientes com má oclusão esquelética de Classe III não sindrómica. Neste estudo longitudinal de 18 meses, 25 pacientes com Classe III esquelética tratados consecutivamente, de ascendência norte-indiana, tiveram a sua proficiência articular e inteligibilidade da fala avaliadas antes e depois da cirurgia ortognática em vários momentos. Os pacientes com má oclusão de Classe III esquelética foram selecionados

usando medidas de cefalograma lateral do ângulo ANB <0° e Wits < -2 mm. A correção cirúrgica exigiu um movimento combinado maxilo-mandibular de 9-12 mm. Pacientes com síndromes craniofaciais, fenda labial e palatina, histórico de trauma, histórico de tratamento da fala e incapacidade de ler hindi ou inglês estavam entre os critérios de exclusão. Todos os pacientes foram submetidos a cirurgia ortognática pelo mesmo cirurgião (VR). Todos os sujeitos sabiam ler e falar hindi, pelo que foi utilizado o hindi para gravar todas as amostras de voz. Para a análise, foi utilizada uma amostra de fala em hindi que foi criada e padronizada no All India Institute of Speech and Hearing (AIISH), Mysore. Foi pedido a cada participante que lesse 20 frases curtas e 60 palavras. A fim de familiarizar o sujeito e diminuir o seu nível de medo e ansiedade, a passagem foi-lhe lida em voz alta antes da gravação. Numa sala com atenuação de som, um único operador utilizou um gravador áudio digital (Yamaha Corporation, POCKETTRAK PR, China) colocado a uma distância de 10 cm para gravar amostras de fala de cada doente. Os três fonoaudiólogos licenciados e experientes da Unidade de Fala e Audição avaliaram os erros de articulação e a inteligibilidade das amostras de fala de forma subjectiva. Não se registaram alterações visíveis nos erros de substituição, omissão, distorção e adição após três e seis meses. Aos nove meses, o total de erros de articulação foi zero e, até os dezoito meses, não houve aumento percetível (P < 0,05). Em todos os intervalos de tempo, a inteligibilidade da fala melhorou de forma estatisticamente não significativa. Em um acompanhamento de 18 meses, os parâmetros cefalométricos esqueléticos SNA e N 1 A°. mostraram uma forte correlação com a adição e os erros totais de articulação. Eles chegaram à conclusão de que a maioria dos pacientes tinha melhorado a fala (uma redução nos erros de articulação) após a cirurgia ortopédica, geralmente 3-6 meses após o procedimento. Em pacientes com classe esquelética III, a cirurgia ortognática bimaxilar não tem efeito sobre a inteligibilidade da fala.

METODOLOGIA

Critérios de inclusão:

1. Faixa etária: Doentes adultos (ambos os sexos inclusive)

2. Pacientes com hipoplasia médio-facial.

3. A história médica não indica qualquer evidência de doença/síndrome/patologia sistémica que possa contradizer a anestesia geral e a cirurgia ortognática.

4. Estudo prospetivo, retrospetivo e comparativo

Critérios de exclusão:

1. Estudos em que apenas o resumo está presente

2. Artigo de revisão

3. Estudo de caso / Relatório

4. Artigos de comentários

5. Carta ao editor

QUESTÃO ESPECÍFICA:

Existe algum efeito na fonética após a cirurgia ortognática em pacientes com hipoplasia médio-facial?

OBJECTIVO E OBJECTIVOS:

Avaliar o efeito na fonética de pacientes submetidos à cirurgia ortognática para correção de hipoplasia médio-facial.

ESTRATÉGIA DE PESQUISA:

PICO (Glossário de Termos Baseados em Evidências 2007)

P: População - Pacientes adultos com hipoplasia médio-facial submetidos a cirurgia ortognática

I: Intervenção - Tratamento da hipoplasia médio-facial com cirurgia ortognática

C:Comparação - Fonética antes e depois da cirurgia ortognática

O:Resultados - Avaliação do sucesso do tratamento em termos de melhoria da fala antes e depois da cirurgia ortognática

QUESTÃO DE INVESTIGAÇÃO:

A cirurgia ortognática tem algum efeito na fonética de pacientes com hipoplasia médio-facial?

FLUXOGRAMA PRISMA

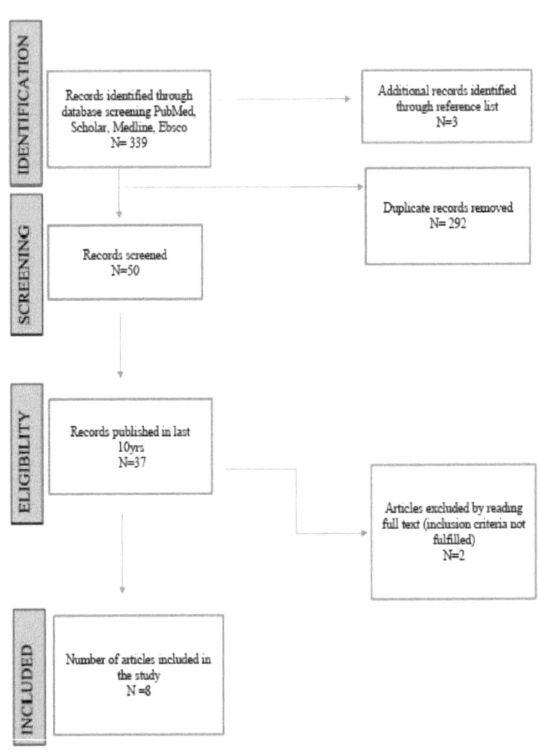

RESULTADOS

S .nã o	PRIMEIR O AUTOR	CONCEPÇ ÃO DO ESTUDO	TIPO DE AMOSTR A	TAMANH O DA AMOSTR A	MEDIDA DE RESULTAD O	RESULTADO S E CONCLUSÕE S DOS AUTORES
1.	Richards	Prospetiva	Comparaçã o	58 pacientes	Comparação	Os resultados de
	em S	e estudo	estudo ve	Com fenda	de alterações em	A fiabilidade
	(2016)			maxilar	velopharynge	medição
				hipoplasia	al	indicado
				submeter-se	insuficiência,	86.8%
				G anterior	ressonância,	melhoria
				maxilar	Ar nasal	em todos os cinco
				distração	emissão,	parâmetros
				de	articulação	Isso foi
				Richardso	e	comparado
				n's Dental	inteligibilidad e,	posto
				e	pré-operatório	ortognático
				Craniofaci	e 6 meses	cirurgia.
				al	Pós-cirurgia	conclusão,
				Hospital,	Por dois	Acreditam que
				Nagercoil,	discurso	Esse anterior
				Tamilnadu	língua	maxilar
				, Índia.	patologistas.	distração
					Todos	deve ser o
					parâmetros	linha primária
					Foram testados	De tratamento
					Utilizar um	para
					definitivo	gestão
					número de	De fenda

					Palavras e frases que foram lidas pelo paciente na sua língua materna	hipoplasia maxilar.
2.	Lin X	Prospetiva	Comparação	42 pacientes	Avaliam	Pós-operatório
	(2018)	e estudo	estudo ve	(16 a 30,5	nasal	velopharyngea
				anos) com	ressonância,	l função e
				fenda	discurso	qualidade do discurso
				maxilar	articulação,	não mostrou
				hipoplasia	nasal	significativo
				submeter-se	emissão,	mudança
				G anterior	inteligibilidade,	seguintes
				maxilar	e	anterior
				distração	velopharynge	maxilar
				osteogénios	Função Al	segmentar
				é	Antes e	distração
				(AMSDO)	após anterior	osteogénese
				de	maxilar	(AMSDO)
				Hospital	distração	e concluiu
				do Colégio	osteogénese	Esse AMSDO
				de	(AMSDO)	pode efetivamente
				Stomatolo	Por 3	correto
				gy,	experimentado	maxilar
				Guangxi	discurso	Hipoplasia em
				Médico	língua	doentes com
				Universidade	patologistas.	Fenda reparada
				A partir de julho	Avaliação	palato sem
				2005 a	método era	tendo
				setembro	percetivo	negativo

				2014.	avaliação.	impacto
						pacientes
						velopharyngea
						l função e
						discurso
						qualidade.
3.	Impieri D	Retrospetiva	Comparação	47 doentes	Eles	Não há diferenças
	e outros	estudo ive	estudo ve	(17.1- 39.7	avaliado	em qualquer um dos
	(2018)			anos) com	alterações em	discurso
				fenda	hipernasalidade	parâmetros
				maxilar	,	Foram encontrados
				hipoplasia	hiponasalidade,	posto
				que	nasal	operativamente
				foi submetido	turbulência,	exceto para
				O Forte 1	nasal audível	hipernasalidade
				osteotomia	emissão e	que
				em Oslo	fraco	deteriorou-se em
				Universidade	pressão	maioria dos
				Hospital	consoantes	pacientes .
				entre	Pós-cirurgia	Eles
				2006 e	Por treinados	concluiu que
				2016.	discurso	Mais estudos
					terapeutas.	são necessários para
					O	Saiba mais
					avaliação	provas
					Foi feito	Sobre o
					Principalmente em	negativo
					altamente	Impacto de
					vulnerável	ortognático

					discurso	cirurgia em
					sons, que	velopharyngea
					é, pressão	l função.
					consoantes	
					e	
					fricativas.	
4.	Chung J	Retrospetiva	Comparação	44 doentes	Pré e	Pós-operatório
	(2019)	estudo ive	estudo ve	(idade média	pós-	discurso
				19,4 anos)	operativo	avaliação
				Com fenda	discurso	apresentado
				Lábio e	resultados	Competente em
				fenda palatina	foram	19 de 44,
				que	avaliados e	Competente para
				foi submetido	marcou que	limítrofe em 4
				O Forte 1	Inclui 5	De 44,
				distração	componentes	De limítrofe a
				osteogénios	Do discurso	incompetente em
				está em Seul	nasal	11 de 44,
				nacional	emissão,	incompetente em
				universidade	facial	10 de 44.
				hospital	careta,	Em geral, pós-
				entre	nasalidade,	operativo
				2010 e	fonação,	discurso
				2015.	e	avaliação
					articulação.	deteriorado
					Todos os doentes	quando
					foram	em comparação com
					avaliada por um	pré-operatório
					discurso único	discurso.

					patologista.	Discurso do
						doentes com
						Mais quantidade
						De maxilar
						avanço
						tendia a ficar
						pior.
5.	Schultz	Prospetiva	Comparação	18 pacientes	Dois licenciados	Velopharynge
	KP (2019)	e estudo	estudo ve	(17 a 25	discurso	Função Al
				anos)	patologista	restos
				com	comparado	Inalterado em
				maxilar	hipernasalidade	uma maioria de
				hipoplasia	, audível	pacientes
				comnão	nasal	depois de LeFort I
				sindrómica	emissão,	avanço.
				CLPquem	articulação	
				foi submetido	distorções	
				O Forte I	e	
				maxilar	velopharynge	
				avanço em Texas Children Hospital entre 2013 e2016.	função al antes e depois da cirurgia.	
6.	Hagberg	Retrospetiva	Comparação	15	Três	Um ano
	E (2019)	estudo ive	estudo ve	pacientes	Métodos para	pós-operatório,
				(17 a 25	discurso	11 dos 15
				anos) com	avaliação	os doentes tinham
				fenda	foram utilizados para	melhorado
				maxilar	analisar	articulação,

				hipoplasia	articulação	Especialmente em
				Quem tinha	Em simples	o/s/-som,
				sofrido	palavraspre	sem
				O Forte I	e publicar Le	discurso
				osteotomia	Forte	intervenção.
				para	osteotomia:	Eles
				maxilar	(1) estreito	concluiu que
				retrognata	fonética	Maxilar
				a entre	transcrição	avanço
				2007e	Do objetivo	Realizado para
				2010 em	sonspor	normalizar
				Karolinska	Dois formados	oclusão e
				Universidade	discursoe	Perfil facial
				Hospital,	língua	melhorado
				Suécia.	patologistas,	consoante
					(2)análise acústica do som /s/, e (3)avaliação perceptiva da precisão geral por ouvintes leigos.	proficiência em pacientes com FLP 1 ano após a cirurgia.
7.	Ghaemi	Prospetiva	Experiência	20 pacientes	Um discurso	Pré-operatório
	H (2020)	e estudo	estudo ntal	(idade média	terapeuta	articulação
				31.95	comparado	Erros de
				anos) com	equilíbrio nasal	consoantes /r/,
				maxilar	valor,	/z/, /s/ e /sh/
				retrognata	articulação	foram corrigidos
				sm	Erros e	Na sequência do
				exigindo	discurso	cirurgia .
				maxilar	inteligibilidade	Percentagem de

				O Forte I	Uma semana	discurso
				osteotomia	pré-operatório	inteligibilidade
				Do	Y (T0) e	era
				Departamentos	Um mês	significativamente
				T de	(T1) e seis	aumentou durante
				Maxillofac	meses (T2)	tempo. Eles
				Cirurgia de linhagem	pós-operatório	concluiu que
				Qaem	ly.	Os doentes
				Hospital,		pode mostrar um
				Mashhad,I		modificado
				Correu de		articulação
				março		padrão
				2019a		(normal
				abril de 2020		articulação)
						e não o
						pré-cirúrgico
						condição,
						seguintes
						maxilar
						avanço
						cirurgia.
`	Palone M	Prospetiva	Comparação	15 pacientes	Antes e depois	Doentes
8.	(2022)	eco-curto	estudo ve	com	operativo	demonstrado
		estudo		maxilar	vídeo	melhoria
				retrognata	gravações de	no que respeita a
				smwho	5vogais,	a vogal /a/
				foi submetido	Vocalização	(73% de
				cirúrgico	da vogal	casos).
				maxilar	/a/ emitido em	Relativamente a
				avançar	constante	vogal/i/,

				ent por Le	intensidade e	frequência
				Forte	Pitch for at	Diminuído em
				osteotomia.	Mínimo 4	54.5%
					segundos,	respetivamente
					sem qualquer	após a cirurgia .
					interrupções	Foi
					De sonoridade	concluiu que
					e uma série	vocalidade
					de palavras de	melhora após
					dois e três	ortognático
					sílabas	cirurgião
					contendo todos os	Não foi
					a	normalizar
					fonemas	completamente .
					foram tomadas	
					E o	
					registos	
					foram	
					comparada por	
					Por quatro	
					discurso	
					patologistas.	

DISCUSSÃO

A cirurgia ortognática procura melhorar a estética através da correção de anomalias dento-faciais esqueléticas significativas e é normalmente realizada em doentes com hipoplasia ou retrognatismo médio-facial. A cirurgia ortognática pode alterar a função orofacial, para além de corrigir as anomalias dentofaciais. A hipoplasia maxilar, a deformidade grave de retrusão da face média e a má oclusão são comuns em pacientes com fenda palatina. Além disso, a fala ou a afinxia da fenda palatina é vista como um problema significativo que deve ser abordado no tratamento da fenda labial e palatina. Por causa disso, o tratamento para esses pacientes inclui a preservação da fala, bem como o tratamento da hipoplasia maxilar. [5]

A distração maxilar anterior (DMA) e a osteotomia Le Fort 1 são os procedimentos cirúrgicos ortognáticos realizados em pacientes com hipoplasia médio-facial e retrognatia. Um avanço significativo da maxila, no entanto, pode dificultar a fala por resultar em insuficiência velofaríngea. A fala é uma ferramenta fundamental de interação social, pelo que é crucial evitar o declínio das capacidades de fala do doente. A condição de cada paciente relativamente à sua capacidade de falar antes da cirurgia ortognática é diferente, e cada paciente requer diferentes graus de avanço maxilar. Mesmo que a fala do paciente seja exacta, um avanço excessivo pode fazer com que a capacidade de falar do paciente piore. Com o objetivo de prestar os cuidados mais adequados, é necessário compreender como a cirurgia ortognática afecta a função velofaríngea e a produção da fala. [6]

Trata-se de uma revisão sistemática para avaliar a fonética pré e pós-cirurgia ortognática. Esta revisão sistemática foi efectuada utilizando a lista de verificação PRISMA (Preferred Reporting Items for Systematic Reviews and Meta-analyses) e está organizada de acordo com as diretrizes previamente recomendadas. Foram realizadas pesquisas electrónicas independentes nas bases de dados PubMed, Embase e Cochrane para encontrar publicações que comparassem a produção da fala antes e depois da cirurgia ortognática. Após uma pesquisa preliminar, foram eliminadas as entradas duplicadas, os títulos e os resumos foram analisados quanto à sua relevância e foram assinalados como excluídos ou necessitando de uma avaliação mais aprofundada. As discrepâncias foram resolvidas através de discussão. Para encontrar outras investigações relevantes, foi também efectuada uma pesquisa manual utilizando as revisões anteriores e a lista de referências dos artigos selecionados.

A análise qualitativa dos estudos incluídos permitiu resumir o efeito na fonética após a cirurgia ortognática. No estudo realizado por **Richardson et al** [4], 58 pacientes com hipoplasia maxilar fissurada tratados com distração anterior da maxila foram submetidos a exames pré e pós-operatórios de sua fala percetual, utilizando o sistema de pontuação de Perkins et al, que incluía a avaliação dos erros articulatórios, ressonância, insuficiência velofaríngea (IVF), emissão de ar nasal e inteligibilidade. Antes da colocação do dispositivo de distração, dois patologistas da fala avaliaram o discurso percetivo e, novamente, seis meses após a cirurgia. O doente leu uma quantidade pré-determinada de palavras e frases na sua língua materna (Malayalam ou Tamil) para medir cada parâmetro. Além disso, as frases incluíam uma elevada frequência de plosivas, fricativas e acentos, o que permitiu examinar suficientemente factores como a ressonância e a emissão de ar nasal. No acompanhamento de 6 meses, observaram melhorias nos seguintes parâmetros: VPI, ressonância, emissão de ar nasal, articulação e inteligibilidade, com uma piora de 2% em cada parâmetro em um paciente. Em conclusão, eles acreditam que o principal curso de tratamento para a hipoplasia maxilar fissurada deve ser a AMD usando um dispositivo suportado pelo dente. Como visto no seu estudo, o procedimento não só melhora a harmonia e a atratividade do rosto e proporciona uma oclusão consistente, como também melhora drasticamente a fala e a função velofaríngea. Depois de 42 pacientes com hipoplasia maxilar fissurada terem sido submetidos a osteogénese de distração segmentar maxilar anterior (AMSDO) por **Xi Lin et al**[5], , três patologistas da fala experientes avaliaram a qualidade da fala e a função velofaríngea dos pacientes utilizando uma avaliação perceptiva após um período de acompanhamento de três meses. Quatro indicadores-chave que indicam a função velofaríngea e a qualidade da fala foram medidos, analisados e comparados: emissão nasal, que é a passagem anormal de ar oral através de uma fenda palatina, reduzindo a pressão do ar oral e dificultando a produção adequada da consoante; ressonância da cavidade nasal é criada quando o abaixamento do palato mole (velum) leva à criação de nasais; função velofaríngea e inteligibilidade da fala: uma medida da compreensibilidade da fala em circunstâncias específicas. Descobriram que, com o AMSDO, a emissão nasal do doente permaneceu constante e a qualidade do seu discurso não se deteriorou.

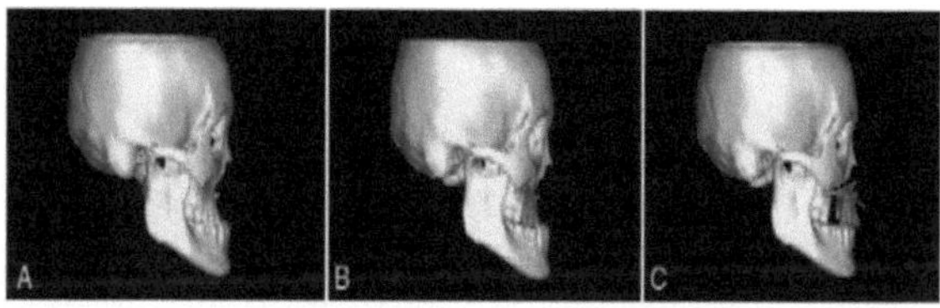

FIGURE 1. Anterior maxillary segmental distraction osteogenesis osteotomy. (A) Design. (B) Separation. (C) Distraction device fixation.

D. O estudo retrospetivo de **Impieri et al.**[2] centrou-se em pacientes com fissura labiopalatina não sindrómica que foram submetidos a osteotomias Le Fort I. Três terapeutas da fala qualificados da equipa de fissura classificaram, de forma cega e independente, as gravações áudio feitas antes e um ano após a cirurgia para avaliar a precisão da perceção. Foram utilizados quatro critérios para classificar a turbulência nasal, as consoantes de pressão fraca, a emissão nasal audível, a hipernasalidade e a hiponasalidade. Para a língua norueguesa, foram utilizadas amostras de fala foneticamente equilibradas. Foram utilizadas palavras simples com vogais altas para avaliar a ressonância hipernasal e palavras simples com consoantes nasais para avaliar a ressonância hiponasal. As consoantes de pressão e as fricativas, dois sons da fala extremamente sensíveis, foram o foco principal da avaliação. Os autores relataram que, enquanto a hipernasalidade piorou significativamente em pacientes submetidos à cirurgia de avanço maxilar, a hiponasalidade melhorou significativamente após a cirurgia.

Também **Jeehyeok Chung et al**[6] compararam a produção de fala pré e pós-operatória em relação à quantidade de avanço maxilar em 44 pacientes, dos quais 33 pacientes foram submetidos a osteotomia convencional e 11 pacientes foram submetidos a osteogénese de distração, utilizando as pontuações da escala de fala ponderada de Pittsburgh. Foram utilizadas duas categorias para categorizar os resultados da fala. Em comparação com as pontuações pré e pós-operatórias da Escala de Fala Ponderada de Pittsburgh, os autores caracterizam os resultados da fala como "deterioração da fala" se a pontuação total pós-operatória aumentar e preservação da fala se não aumentar. Verificaram que a fala dos pacientes tendia a deteriorar-se à medida que o avanço maxilar aumentava (>16mm). Além disso, verificou-se que existem determinados níveis de avanço maxilar estáveis para a segurança da fala que não têm impacto na fala, que foram 1-5 mm para o grupo de osteotomia convencional e 9-10 mm para o grupo de osteogénese de distração Le fort 1.

Kelly P. Schultz et al [7], em seu estudo, avaliaram a fala no pré e pós-operatório por um fonoaudiólogo licenciado em 18 pacientes com hipoplasia maxilar fissurada que foram submetidos ao avanço maxilar Le Fort 1. O Cleft-Audit Protocol for Speech-Augmented-Americleft foi usado para medir a hipernasalidade e a emissão nasal audível. O Teste de Articulação Goldman-Fristoe 219 ou o Teste de Articulação Goldman-Fristoe 320, bem como a repetição casual de frases, foram utilizados para avaliar problemas e modificações na articulação. Perceptualmente, a função do VP foi classificada como competente, marginalmente incompetente ou incompetente em geral. Após a cirurgia, 6% dos pacientes apresentaram sinais de melhora e 22% indicaram piora da função da VP. Em 6% dos pacientes, a função velofaríngea não pôde ser avaliada. Em 39% dos pacientes, a avaliação da nasalidade piorou; em 39%, não houve alteração; e em 22%, houve melhora. Desses indivíduos, 17% apresentavam fala normal antes da cirurgia e 83% apresentavam evidência de IPV. Embora existam algumas limitações neste estudo, a maioria das VPI permanece inalterada após a cirurgia.

Emilie Hagberg et al[8] no seu estudo examinaram a articulação, determinando especificamente se o som /s/ melhorou em 15 pacientes com FLP após uma osteotomia Le Fort I e se o comprimento do avanço maxilar (mm) e a mudança na oclusão após o procedimento estão relacionados. Um total de oito palavras, uma gravação áudio da mesma palavra antes da cirurgia e uma gravação após a cirurgia para cada doente, foram criadas utilizando o som /s/ numa posição isolada e /s/ num cluster. As gravações áudio foram depois examinadas por patologistas da fala certificados. Estes verificaram uma melhoria no som /s/ e não encontraram correlação entre o comprimento do avanço maxilar e a alteração da articulação.

Nos últimos anos**, Ghaemi H et al** [9] efectuaram um estudo em 20 pacientes com retrognatismo maxilar para avaliar os efeitos da cirurgia ortognática bimaxilar na nasalância, erros de articulação e inteligibilidade da fala, sendo a intervenção primária o avanço maxilar com osteotomia Le Fort 1. Um patologista da fala avaliou a pontuação da nasalância, os erros de articulação e a inteligibilidade da fala uma semana antes da cirurgia e um e seis meses após a cirurgia. O Nasometer, um aparelho baseado em microcomputador, foi utilizado para avaliar objetivamente a nasalância. Verificaram que, curiosamente, todos os problemas de articulação foram totalmente eliminados nos testes após a cirurgia, o que resultou numa inteligibilidade da fala precisa e exacta e em caraterísticas de ressonância da voz melhoradas.

Também, no estudo realizado por **Mario Palone et al** [10], eles avaliaram como vários tipos de cirurgia ortognática afetaram a função oral e a qualidade vocal dos pacientes. As anormalidades vocais identificadas pelos profissionais antes da cirurgia (T0) desapareceram em metade dos pacientes após a operação, depois de um mês. De facto, melhorar a estrutura e a morfologia da cavidade oral - a parte final do trato vocal - pode resultar numa voz mais clara e limpa. Após a cirurgia, considera-se que a voz normaliza seis meses mais tarde, o que se presume estar relacionado com o facto de os tecidos moles terem recuperado a sua flexibilidade e sensibilidade. No entanto, apenas uma pequena percentagem de pacientes referiu que um procedimento cirúrgico ortognático alterou a sua voz ou causou outros problemas vocais.

A literatura afirma que o reposicionamento anterior do véu palatino, do palato mole aderido e do palato duro é necessário para o avanço cirúrgico da maxila. As dimensões anteroposteriores da nasofaringe podem aumentar devido ao avanço do palato duro, alterando as interações morfológicas, topográficas e funcionais da região velofaríngea. A maior distância que o palato mole tem que percorrer para que a parede posterior da faringe se feche totalmente durante a fala pode, portanto, comprometer o fechamento velofaríngeo e, consequentemente, prejudicar a ressonância. Os cirurgiões maxilofaciais sempre se preocuparam com a hipernasalização após o avanço da maxila. [7]

Apesar da crença generalizada de que os pacientes com FLP podem ter a função velofaríngea prejudicada devido ao avanço da maxila, as pesquisas disponíveis têm metodologias diferentes e são frequentemente difíceis de comparar devido à falta de consenso entre as várias técnicas de avaliação velofaríngea. No entanto, os pacientes incluídos nesta revisão sistemática apresentam melhora na fala ou, mais ou menos, permanecem inalterados. Portanto, antes de se submeter a uma cirurgia ortognática, é apropriado que um fonoaudiólogo avalie a fala do paciente, especialmente se o paciente apresentar distúrbios de fala ou de ressonância. Isto ajudará a identificar os pacientes que podem estar em risco de futuros procedimentos que piorem a articulação da fala, a ressonância ou o controlo do fluxo de ar, e assim a terapia da fala pode ser realizada após a cirurgia, se necessário.

RESUMO E CONCLUSÃO

A cirurgia ortognática é um procedimento cirúrgico comum utilizado para tratar más oclusões e restaurar as proporções faciais normais em pacientes com hipoplasia ou retrognatia médio-facial; no entanto, são frequentemente observadas alterações na fala no pós-operatório e, por isso, para obter informações sobre os seus efeitos na fonética, foi realizada uma revisão sistemática. A maioria dos estudos incluídos nesta revisão sistemática demonstra que, após a intervenção cirúrgica, a fonética melhorou ou permaneceu praticamente inalterada. Apenas dois estudos mostraram que a avaliação da fala pós-operatória se deteriorou quando comparada com a avaliação da fala pré-operatória. É crucial ter em conta que, após a cirurgia ortognática, os pacientes podem desenvolver um padrão de articulação modificado em comparação com o seu estado pré-cirúrgico e o impacto global pode depender da quantidade de avanço maxilar efectuado e das caraterísticas específicas dos padrões de fala de uma pessoa. Por conseguinte, antes da cirurgia ortognática, é adequado que um patologista da fala avalie a fala do doente, particularmente se este apresentar ressonância ou anomalias na fala. Isto ajudará a identificar os indivíduos que podem ser susceptíveis a um agravamento pós-procedimento do controlo do fluxo de ar e da articulação ou ressonância da fala.

REFERÊNCIAS

1) Lathrop-Marshall H, Keyser MM, Jhingree S, Giduz N, Bocklage C, Couldwell S, Edwards H, Glesener T, Moss K, Frazier-Bowers S, Phillips C. Orthognathic speech pathology: impacts of Class III malocclusion on speech. Jornal Europeu de Ortodontia. 2022 Jun 1;44(3):340-51.

2) Impieri D, Tønseth KA, Hide Ø, Brinck EL, Høgevold HE, Filip C. Impacto da cirurgia ortognática na função velofaríngea através da avaliação da fala e de radiografias cefalométricas. Jornal de Cirurgia Plástica, Reconstrutiva e Estética. 2018 Dec 1;71(12):1786-95.

3) de Medeiros MN, Ferlin F, Fukushiro AP, Paciello Yamashita R. Ressonância da fala após tratamento cirúrgico da insuficiência velofaríngea secundária à cirurgia ortognática. Revista CEFAC. 2015 Mar 1;17(2).

4) Richardson S, Seelan NS, Selvaraj D, Khandeparker RV, Gnanamony S. Avaliação percetual da fala após distração maxilar anterior em pacientes com hipoplasia maxilar fissurada. Jornal de Cirurgia Oral e Maxilofacial. 2016 Jun 1;74(6):1239-e1.

5) Lin X, Zhou N, Huang X, Song S, Li H. Osteogénese de distração segmentar maxilar anterior para tratamento de hipoplasia maxilar em pacientes com fenda palatina reparada. Jornal de Cirurgia Craniofacial. 2018 Jul 1;29(5):e480-4.

6) Chung J, Lim J, Park H, Yoo A, Kim S, Koo Y. Correlação entre os resultados da fala e a quantidade de avanço maxilar após cirurgia ortognática (osteotomia convencional Le Fort I e osteogénese de distração) em pacientes com fenda labial e palatina. Journal of Craniofacial Surgery. 2019 Sep 1;30(6):1855-8.

7) Schultz KP, Braun TL, Hernandez C, Wilson KD, Moore EE, Wirthlin JO, Dempsey RF, Buchanan EP, Monson LA. Resultados da fala após o avanço de LeFort I em pacientes com fissura labiopalatina. Anais de Cirurgia Plástica.

2019 Feb 1;82(2):174-9.
8) Hagberg E, Flodin S, Granqvist S, Karsten A, Neovius E, Lohmander A. O impacto do avanço maxilar na proficiência consonantal em pacientes com fissura labiopalatina, na opinião de ouvintes leigos e na satisfação dos pacientes com a fala. The Cleft Palate- Craniofacial Journal. 2019 Apr;56(4):454-61.
9) Ghaemi H, Emrani E, Labafchi A, Famili K, Hashemzadeh H, Samieirad S. The Effect of Bimaxillary Orthognathic Surgery on Nasalance, Articulation Errors, and Speech Intelligibility in Skeletal Class III Deformity Patients. Revista Mundial de Cirurgia Plástica. 2021 Jan;10(1):8.
10) Palone M, Mannelli E, Pontarolo E, Nardi F, Menegus T, Santoni P, Baciliero U. Variações na função e nas caraterísticas acústicas vocais após cirurgia ortognática: Resultados Preliminares. Pesquisa Brasileira em Odontopediatria e Clínica Integrada. 2023 Mar 23;23:e210238-.
11) Tsang JM, Yu WS, Tuomainen J, Sell D, Lee KY, Tong MC, Pereira VJ. O impacto da osteotomia maxilar nas fricativas em fissuras labiopalatinas: um estudo percetivo-falado e acústico. Folia Phoniatrica et Logopaedica. 2022 Oct 13;74(4):271-83.
12) Yaprak GK, KAPUKAYA R, Gencel E. Efeito da cirurgia ortognática bimaxilar na análise acústica das vogais.
13) Helal MS, Eldibany R, Boshnaq MH, Gaber RM, El-kassaby M, Shaaban AM. Caraterísticas da fala de pacientes com fenda labial e palatina após cirurgia ortognática. Alexandria Dental Journal. 2024 maio 17.

14) Lal C, Kumar M, Verma S, Kumar V, Verma RK, Singh SP, Rattan V, Munjal S. O impacto da cirurgia ortognática na proficiência da articulação e na inteligibilidade da fala na má oclusão esquelética de Classe III: 18 meses de acompanhamento. Jornal de Biologia Oral e Investigação Craniofacial. 2024 Jul 1;14(4):455-60.

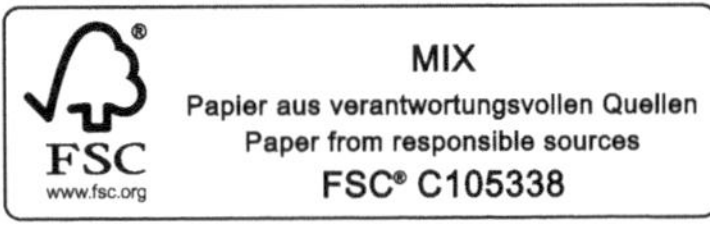

Printed by Books on Demand GmbH, Norderstedt / Germany